1. 嚥下障害とは

食べたり・飲み込んだりすることが難しくなること

この本は

お食事や水・お茶の飲み込みに心配がある方やそのご家族に、

① 摂食・嚥下障害（以下、嚥下障害）の症状と原因、対応の仕方

② 嚥下障害による誤嚥性肺炎（＊1）を防ぐために大切なことを理解してもらうことを目的としたものです。

次のページでまず **嚥下障害のチェック** をしてみましょう。

＊1　～誤嚥性肺炎とは？～

「誤嚥」とは食べ物や飲み物、菌の混ざった唾液などが気管や肺に入ってしまうことです。誤嚥が原因で起きる肺炎を誤嚥性肺炎といいます。

誤嚥しても必ず肺炎になるわけではありませんが、体力や免疫力が落ちていると肺炎になってしまいます。

～「誤嚥」と「誤飲」について～

誤嚥（ゴエン）は食べ物などが誤って、気道から肺へはいってしまうことで、誤飲（ゴイン）は食べてはいけないもの、例えばボタンなどを飲んでしまうことです。肺へは入りません。

2.嚥下障害の有無のチェック

こんな症状が１つでもあったら、嚥下障害を疑ってみましょう。

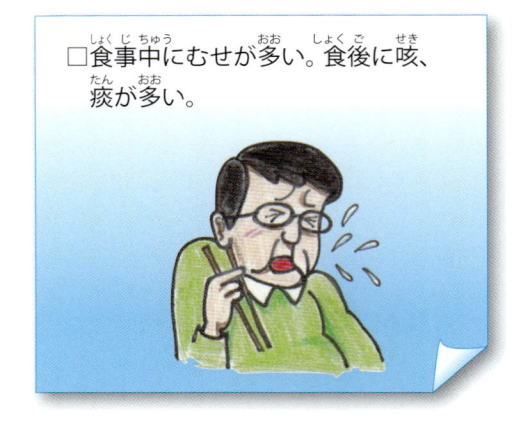

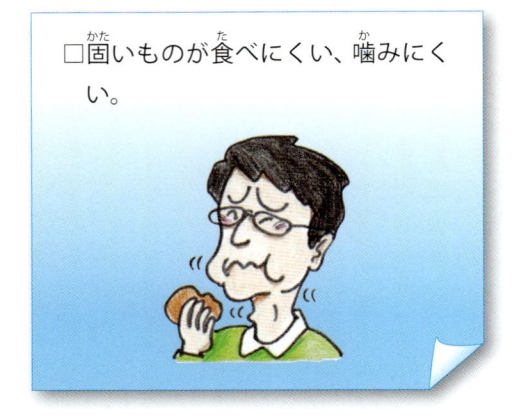

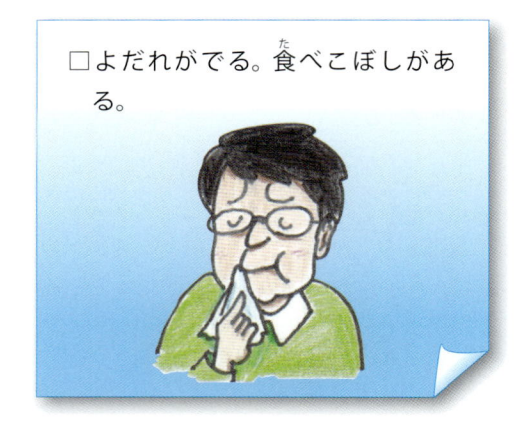

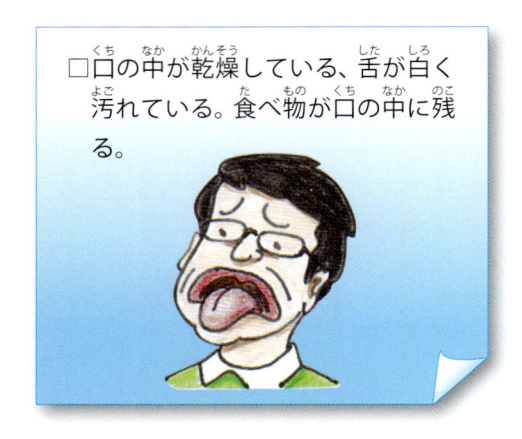

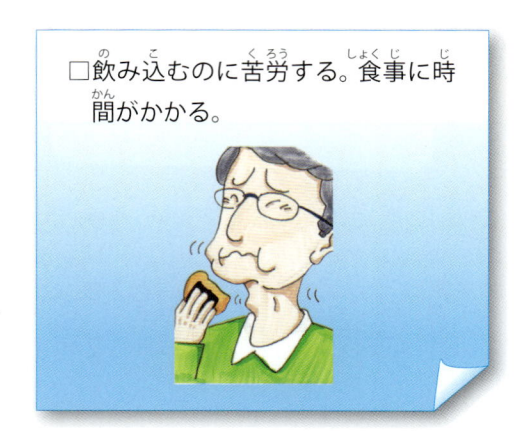

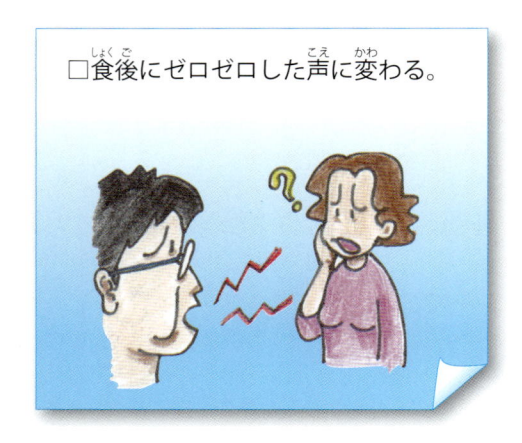

☐ 食事中にむせが多い。食後に咳、痰が多い。

☐ 固いものが食べにくい、噛みにくい。

☐ よだれがでる。食べこぼしがある。

☐ 口の中が乾燥している、舌が白く汚れている。食べ物が口の中に残る。

☐ 飲み込むのに苦労する。食事に時間がかかる。

☐ 食後にゼロゼロした声に変わる。

□体重が減った（半年で5kg以上）。

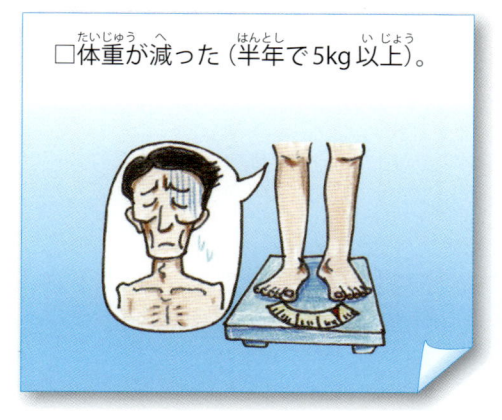

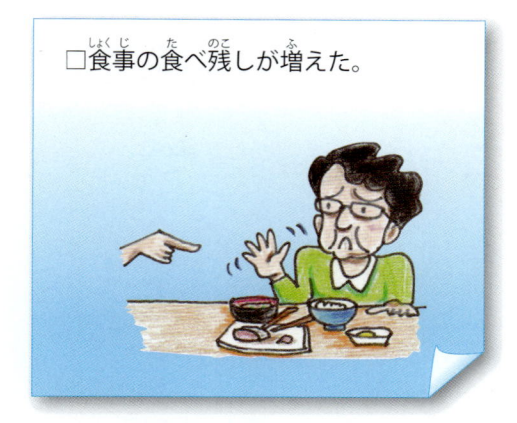

□食事の食べ残しが増えた。

＊「摂食・嚥下障害チェックシート」（多摩立川保健所発行）を参考にして作成

その他に、これをやってみましょう。

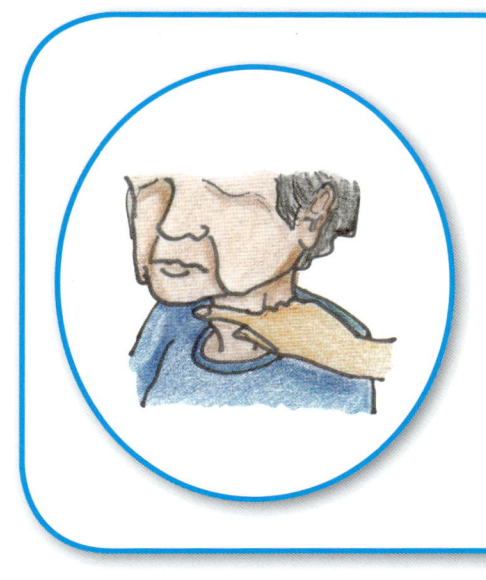

① 喉ぼとけの上を指で軽く触ります。

② 唾を飲み込んだ時に喉ぼとけが動くことを確かめます。

③ 30秒間で何回唾が飲みこめるか数えます。

飲み込んだ回数が2回以下の場合
嚥下障害の可能性あり。

嚥下障害が疑われたら、医師・歯科医師や言語聴覚士に相談しましょう。
また楽しく食事が続けられるよう次ページからの対応を参考にして下さい。

3.嚥下障害への対応

☆口の機能の問題☆

○症状と原因

よだれがでる。食べこぼしがある。

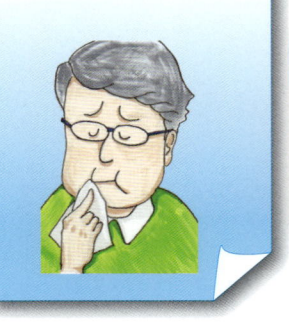

- 唇の動きが悪い。
- 舌の動きが悪い。
- 口の中のトラブル（口内炎、虫歯）がある。
- 歯磨き・舌磨きの仕方が悪い。
- 食べ物の形が口の動きに合っていない。
- 唾液が出にくい。

舌が白く汚れている。食べ物が口の中に残る。

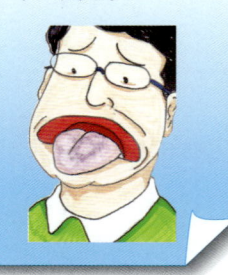

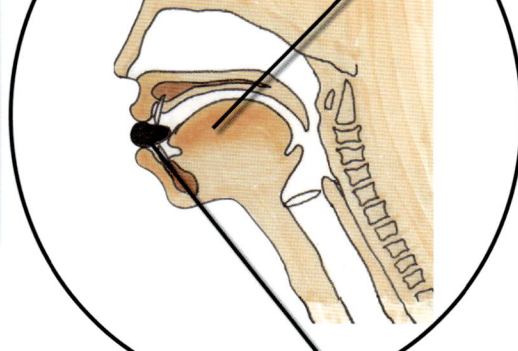

固いものが食べにくい。噛みにくい。

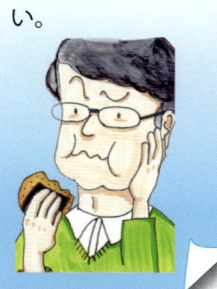

- 歯が抜けたままになっている。
- 大きく口を開けたら入れ歯が落ちてくる。
- 奥歯でかみ合わせるとガタガタして痛みがある。
- 頬を噛んでしまう。

○対応

唇や舌の動きを良くする

- 唇や舌の動きを良くすることがとても大切。口の体操を毎日の生活に取り入れる。　⇒27ページ

- 発声や発音のリハビリをする。　→28ページ

食事の形の工夫をする

- 口の中でまとまりやすく、飲みこみやすいように調理方法を工夫する。　⇒10・11ページ

噛み合わせや歯のトラブルを治す

- 虫歯や歯肉炎、入れ歯が合っていない場合は歯科検診をする。

- 歯磨き・舌磨きをして、お口の中を綺麗に潤わせる。　⇒15ページ

☆のどの機能の問題☆

○症状と原因

食事中にむせる。食後に咳、痰が出る。

→

- 舌の動きが悪い。
- 舌の力が弱い。

- 舌の力が弱い。
- のどの動きが悪い。
- 飲み込む力が弱くなっている。
- のどの力が落ちている。
- 食べ物がのどに残る。

飲み込むのに苦労する。

食後にゼロゼロ声に変わる。

→

- 食べ物がのどに残っている。
- 咳の力が弱くなっている。
- 咳が出にくくなっている。
- 食べ物が気管に入っている。

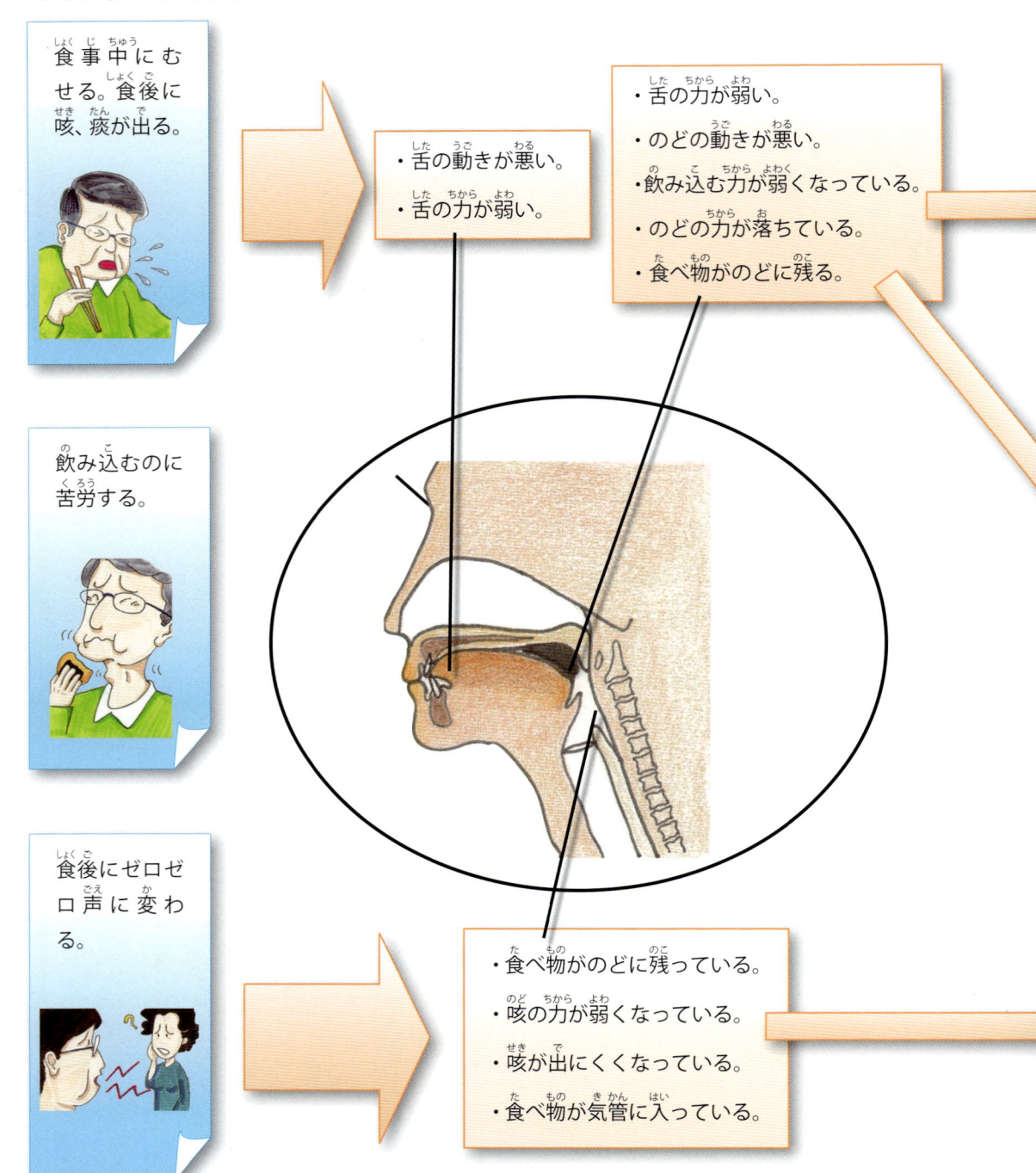

○対応

飲み込みの状態に適した食事にする

● 食事や水分にとろみをつけ、飲み込みやすくする。
　⇒ 11ページ

● 姿勢に注意する。
　⇒ 12ページ

● 一口入れたら、繰り返し何度もごっくんと飲み込む。

● 調理方法を工夫する。
　⇒ 11ページ

舌やのどの力を強くするリハビリをする

● 口やのどの力を強くし、上手に咳ができるようにする。
　口の体操を毎日の生活に取り入れる。
　⇒ 27ページ

● 嚥下の専門的なリハビリが有効。病院へ相談を。
　⇒ 18ページ

☆その他、全身の状態について☆

○症状と原因

食事に時間がかかる。

→

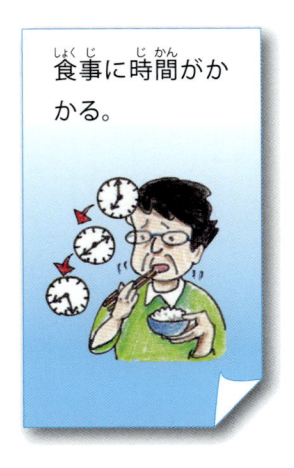

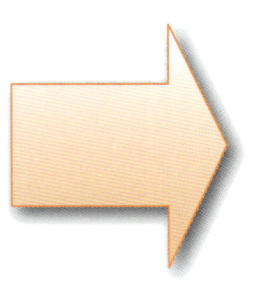

- 食欲が減退している。
- 噛む力に合っていない食べ物を食べている。

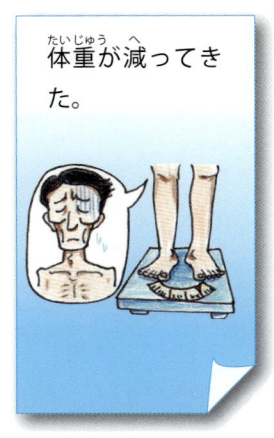

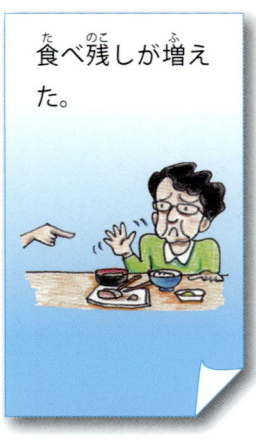

体重が減ってきた。

食べ残しが増えた。

→

- 加齢に伴い一日に食べられる量が減少してきている。
- 水分を摂らなくなってきている。
- 食べにくいものを避けるため偏食になってしまっている。

対策

効率よく栄養を摂り、体力をつけよう！

● 今の食事量と水分量が丁度よいかどうか、栄養士や医師に相談を。下の項目を参考に。

「栄養バランス」

「必要栄養量（目安：体重×30kcal）」

「補助栄養の必要性と種類」

など。　⇒19ページ

しっかり水分を摂ろう！

● 水分量は、食事以外で1000〜1300mlが必要。

● 特に高齢の方は、トイレの回数を減らすために水分を控えがちなので、ご家族からこまめに摂ることを勧めるように。

● さらさらした液体でむせやすい方は、ゼリーでゆるく固めたり少しとろみをつけたりする。　⇒11ページ

4. 飲み込み易い・飲み込みにくい食べ物

飲み込みやすい食べ物

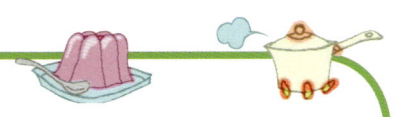

咀嚼しやすい大きさで、柔らかい

口の中でまとまりやすい　刺身のすり身、脂の乗った煮魚

冷凍食品のハンバーグ

やわらかいオムレツ、熟した桃やバナナ

口やのどに貼りつかない　卵豆腐、ポタージュスープ、プリン

ゼリー

飲み込みにくい食べ物

パサつく　　カステラ、トースト、固ゆで卵、焼き芋など

貼りつく　　海苔、わかめ、餅、葉物の野菜、トマトなどの皮など

バラける　　生野菜、とうもろこし、ナッツ、竹の子

揚げ物（天ぷら、フライ）、クッキーなど

硬い　　　　りんご、ごぼう、ししゃも、イカなど

噛み切りにくい　　こんにゃく、タコ、春雨、きのこなど

サラサラした液体　　水、お茶、コーヒー、清涼飲料水など

強すぎる酸味　　酢の物、梅干しなど

水分と固形物に分かれるもの　　具入りの汁物、高野豆腐

西瓜など水分の多い果物など

5.調理の工夫で食事を楽しむ

やわらかく調理をする工夫

- ◆ 筋を断ち切るように切る。隠し包丁をいれる。
- ◆ やわらかく煮る・蒸す・する・つぶす。

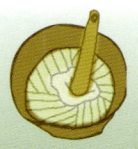

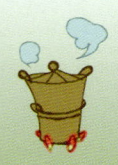

飲み込みやすくする調理の工夫

- ◆ とろみをつける（水分むせのある方）
- ・サラサラした液体には片栗粉や「とろみ調整食品（19ページ）」を使う。
- ◆ 油脂やつなぎでまとめる（口に食物が残る方）
- ・マヨネーズ、ケチャップ、ホワイトソースなどで和える。
- ・じゃが芋・薩摩芋などイモ類はバターや生クリームなどを加える。
- ◆ ミキサーにかける（咀嚼やのどへの送り込みが難しい方）
- ・元の食物の粒がなくなり、なめらかになるまでミキサーにかける。
- ※少量のご飯や、煮た里芋を一緒にミキサーにかけると自然なとろみが付く。

＊片栗粉でとろみをつけた場合、時間がたつと水分が分離してむせやすくなることがあるので注意が必要。

6.安全な食事の姿勢・介助・食べ方

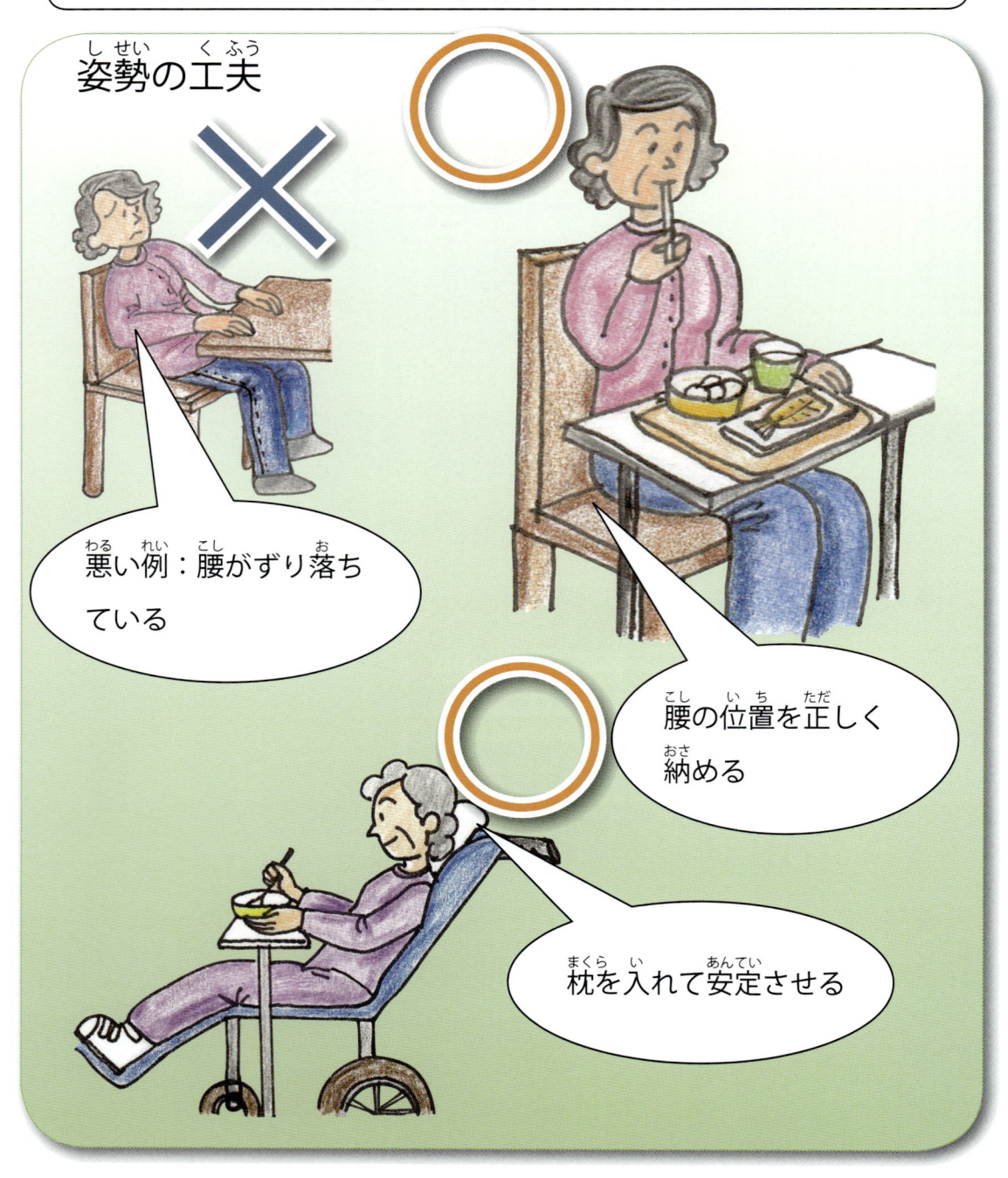

姿勢の工夫

悪い例：腰がずり落ちている

腰の位置を正しく納める

枕を入れて安定させる

姿勢の注意点：①下半身が安定した姿勢をつくる。
②食事を飲み込む時に、軽くうなずいた状態にする。

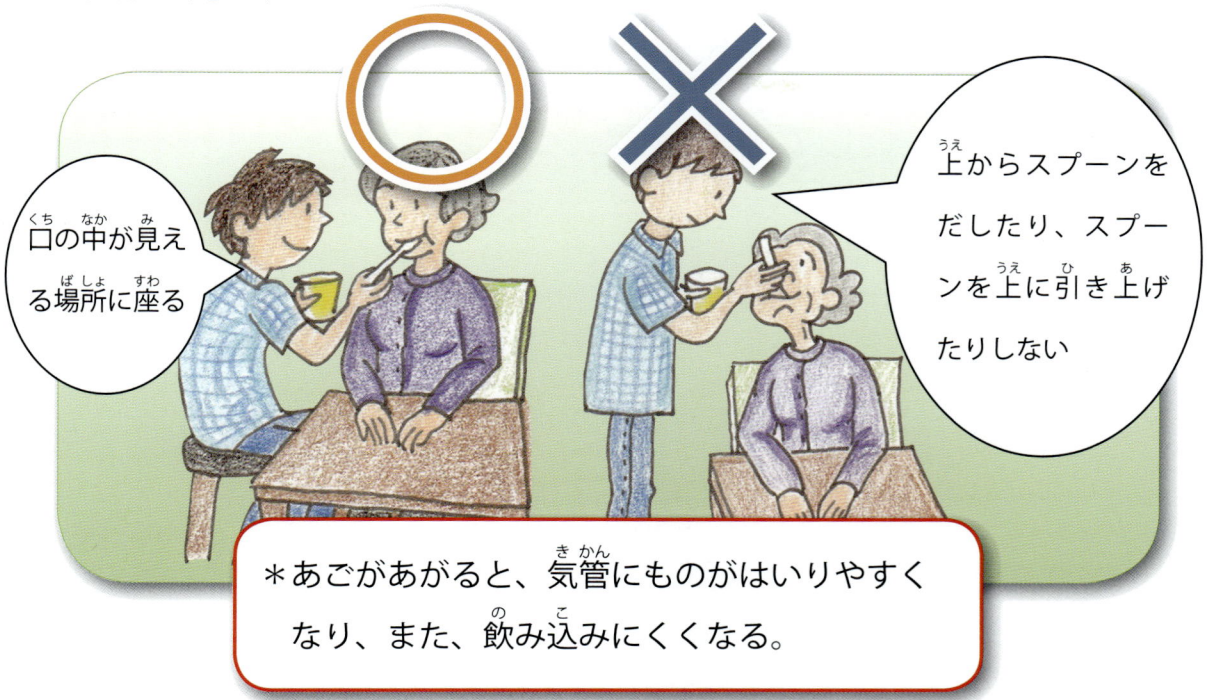

介助の方法

○ 口の中が見える場所に座る

× 上からスプーンをだしたり、スプーンを上に引き上げたりしない

＊あごがあがると、気管にものがはいりやすくなり、また、飲み込みにくくなる。

一口の量
1回に口に入れる量は少なめにする。

食事を介助するペース
・本人のペースに合わせて、一口ごとに飲み込んだことを確認して、次のスプーンを出す。
・詰め込まない。

食事に集中できる環境作り
周囲の音や動きで気が散る方には、テレビや人の動きが気にならない場所を用意し、テーブルの上には食事だけを乗せましょう。

7. 口腔ケアをして肺炎を防ぐ

○口の中を観察してみよう

- しっかり噛めない。
- 噛んだときに痛い。
- 口を開けると、入れ歯が落ちる。

歯や義歯が汚い。

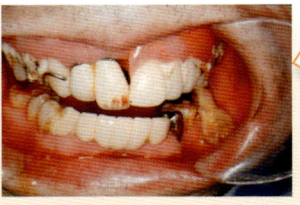

口の中、舌が乾燥している。

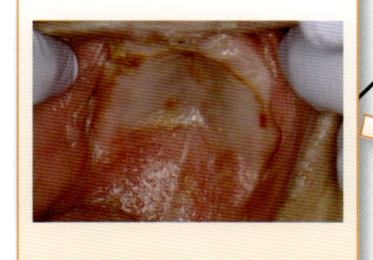

舌が汚い。

高齢者の中には、夜間睡眠中に唾液が誤って気道に入ってしまう方がいます。口の中が汚れていると、唾液の中に細菌が増えてしまうので、口の中を清潔に保つことで、肺炎を予防しましょう。

○対応

歯や入れ歯を専門家に見てもらう

- しっかりと噛める歯や義歯の状態を保ちましょう。
- 在宅で訪問診療を受けることもできます。　→18ページ

歯や口の中を清潔に

- 毛先が寝ない程度の力と小刻みな動きで磨く！
- 歯磨き剤（ペースト）は少量かなしでOK！
- 忙しくても夜はできるだけ磨く！

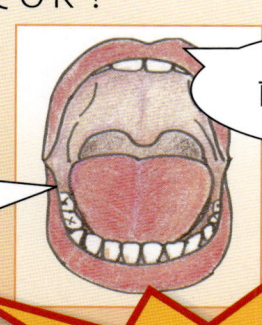

歯と歯ぐきの間

上あご・舌の上は、柔らかいブラシで奥から手前に

汚れやすい場所

唾液減少と口腔乾燥の対策

- 会話や、食べ物をよく噛むなど、口をよく使う。
- あごの下や頬をマッサージして唾液を出す。
- リンス剤や保湿剤を使用して口の中を潤わせる。
- 飲んでいる薬の副作用で唾液が減り、口腔乾燥につながることも。

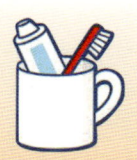

8. 口腔ケア用品について

歯ブラシで取れない汚れは、補助用具を使いましょう。使用方法は、歯科医師や歯科衛生士に相談しましょう。

購入は、歯科医院やドラッグストアー、最近ではインターネットによる販売もあります。

歯ブラシにプラスしてみませんか

歯間ブラシ

歯の隙間に合った太さを選択する。（抵抗のない太さ）
ブリッジの下にも使える。

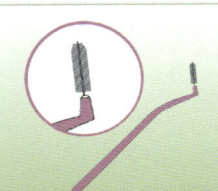

デンタルフロス

歯の隙間の狭い人に適当。ホルダータイプ（ウルトラフロス）が使いやすい。

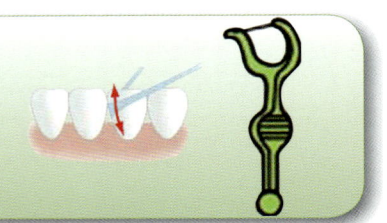

舌ブラシ

舌苔の除去や感覚導入にもなる。

粘膜ブラシ

柔らかいブラシで舌や粘膜の汚れを除去するほかに、
柔らかい痰を絡め取ることもできる

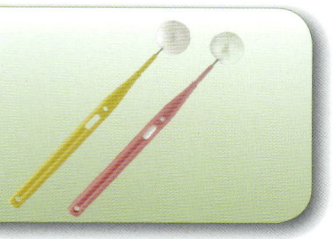

洗口剤（デンタルリンス）

歯磨きで汚れが除去できていないと効果は期待できない。
ノンアルコールの方が刺激も少なく、粘膜にやさしい。
口の中をふけるウェットティッシュもある。

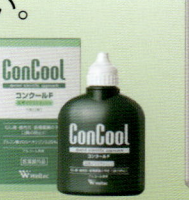

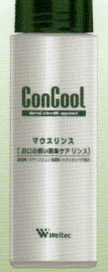

保湿剤

口の中や舌が乾いているときに使う。
塗るときには、少量を薄く延ばすようにする。

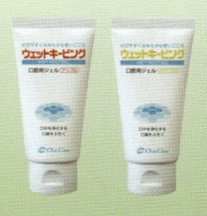

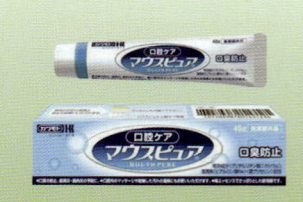

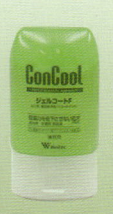

吸引歯ブラシ

うがいの水や溜まった唾液を吸いながら歯磨きができる。
吸引器につないで使用する。

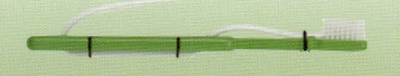

9. 嚥下障害の相談先

まずは、医師やSTに相談しましょう！

> **介護保険を利用していない**
> →市の包括支援センターへ相談する。かかりつけ医・主治医に申請の相談をする。
>
> **身体障害者手帳による障害者総合支援法**
> →福祉センターなどで通所訓練がある地域もあります。

介護保険では

- ＜通所＞ デイサービスやデイケアで口腔機能向上プログラム
  言語聴覚士などの個別リハビリ
- ＜訪問＞ 訪問看護・訪問リハビリテーション
  全身の栄養状態の相談
  体の動きや堅さを改善し、体力作り
  呼吸・喀痰訓練、座位保持・立位保持・歩行訓練
  間接・直接的嚥下訓練や食環境などの調整
- ＜訪問＞ 居宅療養管理指導
  管理栄養士による栄養相談・指導

医療保険では

- ＜入院・外来＞ 嚥下造影検査などによる評価・指導
  ⇒ 病院によって対応が違うのでまずは問い合わせて
- ＜訪問＞ 歯科往診 ⇒ 虫歯療法や義歯調整、口腔ケアの指導
  ⇒ 嚥下内視鏡検査などによる評価・指導
  ⇒ 歯科衛生士の口腔ケア、嚥下訓練

10.栄養補助食品

栄養・水分補給の手助けになる。

水分でむせてしまって、うまく飲めない場合

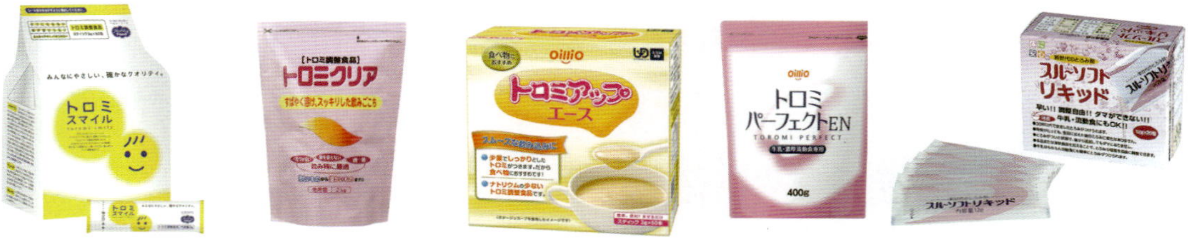

水分と栄養補給のために

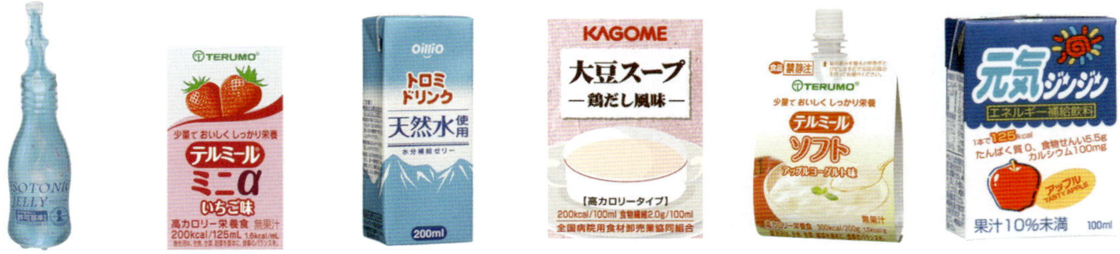

飲み込み易い食品

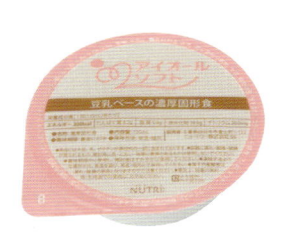

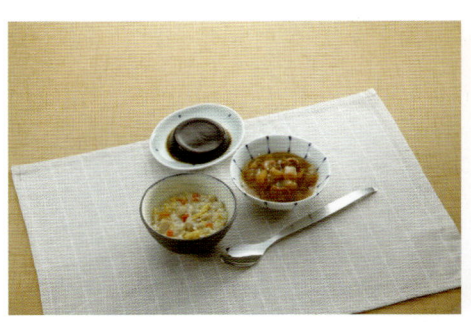

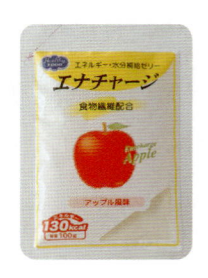

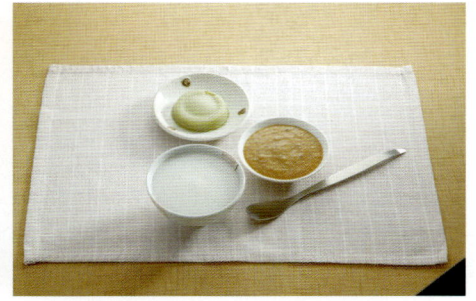

11. Q & A

ムセに関する質問

質問：むせた時に、背中を叩くことは効果があるの？

> **答え**
> むせは、気管のほうへ入ってしまった食べ物を、外に出すためにおこります。咳込んでいる最中に背中を叩いてもあまり効果がありません。摩ってあげる程度にして、むせた時は咳が治まるまで待ちましょう。

質問：むせた時にお茶を飲ませた方がいいの？

> **答え**
> 絶対に避けましょう。お茶を誤嚥してしまう危険性が高いです。

質問：ムセなければ問題ない？　もしくは　誤嚥すると必ずムセるの？

> **答え**
> 誤嚥すると必ずムセるわけではありません。「不顕性誤嚥」という"ムセない誤嚥"が存在します。そのため、ムセないから嚥下は大丈夫という訳ではありません。

嚥下障害全般に対する質問

質問：胃ろうにしたら食べられないの？

> **答え**
> 嚥下の状態によりますが、食べることはできます。胃ろうにすると、栄養状態がよくなり、体の動きや嚥下の状態が改善することがあります

質問：認知症等で、飲まない、溜め込む場合はどうしたらいいの？

> **答え**
> まず確認することは、嚥下機能の状態が正常なのか、それとも誤嚥の危険性があるのかという点です。正常であれば、食べてくれる条件（環境や食べ方、介助する人等）をいろいろと探っていく方法があります。

質問：誤嚥すると必ず肺炎になるの？

> **答え**
> 誤嚥＝肺炎ではありませんが、嚥下障害の人は、肺炎になる可能性が高いということです。だから、対策をしっかりとって頂きたいのです。

質問：きちんと検査してもらうために伝えることは？

> **答え**
> 専門機関にかかる際に重要な情報となるのは、どんな時（食事中、食後、寝ているとき、など）にムセるか、何を食べた・飲んだ時にムセるか、などです。

食事の形・水分のトロミに関する質問

質問：水分のとろみは、濃く付けたほうがいいの？

> **答え**
> とろみをつけ過ぎると喉の粘膜にへばり付いてしまい、かえって飲みにくくなることがあります。その人の状態に適した濃度で使用しましょう。

質問：ミキサー食しか食べていない人が形のある食事を食べるタイミングは？

> **答え**
> 嚥下状態により判断します。ただ、食事の形態の向上は努力目標にしてはいけないので、適正な判断を専門家にしてもらうことをお勧めします。

質問：ミキサー食の場合は、入れ歯は必要ない？

> **答え**
> 必要です。入れ歯は噛むためだけではありません。入れ歯を入れることによってしっかりした飲み込みが出来るようになる場合があります。ただし合わない歯を使い続けるのはよくないので、歯科で調整してもらいましょう。

質問：食事にとろみをつけている。お茶にもつけるの？

> **答え**
> 嚥下障害は、固形物が飲み込みにくい場合や、固形物は良いけれども水分は誤嚥してしまう場合など人それぞれで症状が違います。飲み込み適している食事の形や水分については、専門家の指導を受けて下さい。

姿勢についての質問

質問：嚥下障害の重い人が、ベッドを寝かせて食べさせたほうが上手く
　　　飲み込めるのは本当？

答え

人により対応は違いますが、口やのどに運動麻痺があるような重度の嚥下障害の方の場合、ベッドを３０°ほどに寝かせて食べさせたほうが、誤嚥をすることなく飲めることがあります。

質問：食事時の車いすでの姿勢について

答え

車いすは本来移動のためのものなので、移動中にずり落ちないように後部の方が低くなるように設計されています。車椅子の方も食事の時には、椅子へ坐り直されることを、毎日の生活に取り入れていただきたいと思います。

口腔ケアについての質問

質問：うがいがうまく出来ませんどうしたらいいですか？

> **答え**
> 水を口に含むだけでむせる方には、歯ブラシを頻繁にすすぎながら磨く（洗口剤を薄めたものですすぐのも効果的）事をおすすめします。ぶくぶくしなくても数回口に含んで吐き出すだけでもいいです。この時、顔が上向きならないようにしましょう。

質問：洗口剤（デンタルリンス）を使ったほうがいいですか？

> **答え**
> 洗口剤だけでは、お口の中はきれいになりません。あくまでも、歯磨きの補助剤と考えてください。しかし、一時的に口臭を消したり、殺菌などが期待できます。ノンアルコール製品の方が刺激が少なく使いやすいでしょう。

質問：舌の掃除は歯ブラシでしていいの？

> **答え**
> 歯ブラシでも結構です。ただし、舌の表面はデリケートなので、歯ブラシの毛は柔らかく大きめの歯ブラシの方が舌の清掃には適しています。磨く時には、奥から手前に軽い力で数回かき出すようにしてください。

質問：口腔ケアが誤嚥性肺炎の予防に有効だといわれているが、一日の中で
　　　いつ行えばいいの？

答え

毎食後行うのが理想的です。特に、就寝時は細菌が繁殖しやすく、嚥下機能が低下する時です。唾液に混じった肺炎の原因菌を減少させるためにも、就寝前はできる限り行ったほうがよいでしょう。

12.ちょっと一息　嚥下川柳

- 刻むだけ
  それではかえって
  飲みにくい

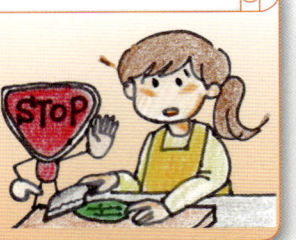

- ムセたらば
  叩かず飲まず
  しばし待つ

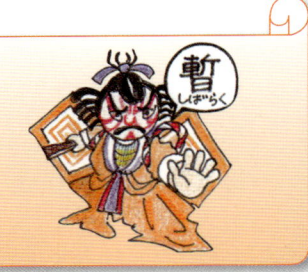

- 合わない入れ歯は
  邪魔になる

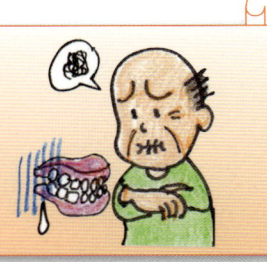

- トロミつけ
  こまめに飲んで
  脱水予防

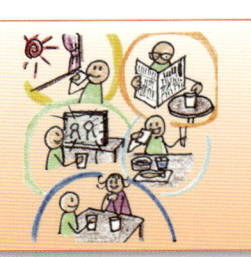

- むせるとき
  お茶を飲まずに
  咳をして

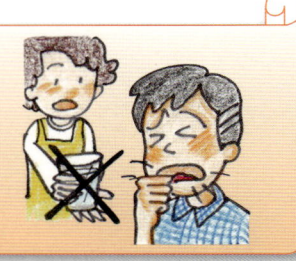

- お食事に
  補助食つけて
  栄養補給

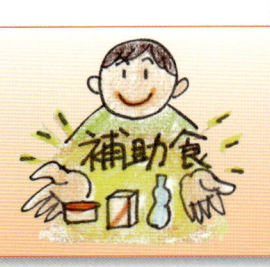

- べたべたの
  とろみはかえって
  飲みにくい

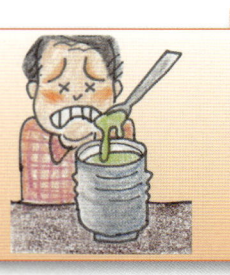

- 入れ歯外し
  歯磨き・うがいで
  口きれい

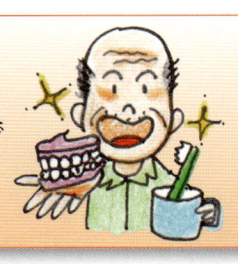

- 気をつけよう
  小さな咳も
  ムセのうち

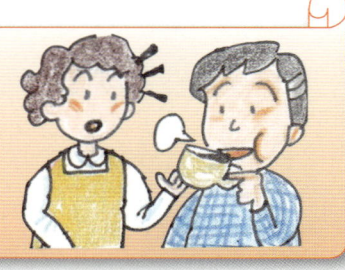

- 60歳
  過ぎたら行こう
  歯医者さん

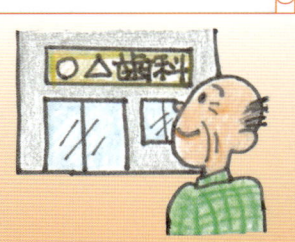

13. 歌って♪〜嚥下体操

『結んで開いて』の歌で

さあ、両足を床におろして姿勢を正して背筋を伸ばして始めましょう！	（口を）むすんで	ひらいて
ベロ（舌）出して	むすんで	また（口）ひらいて
ベロ出して	そのベロ（舌）鼻へ	ベロを左に
ベロを右に	ベロをぐるっと回します	はい、唾「ゴックン」

14. 遅口言葉（おそくちことば）

「ゆっくり、しっかり　〜　口を大きく動かしましょう」

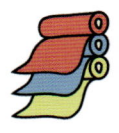

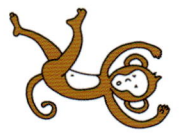

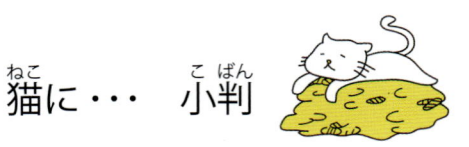

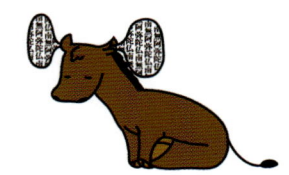

青巻き紙　赤巻き紙　黄巻き紙

猿も　木から・・・　落ちる

猫に・・・　小判

馬の耳に・・・　念仏

桃　栗　三年・・・　柿　八年

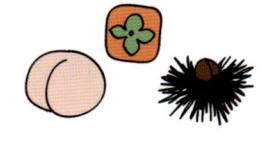

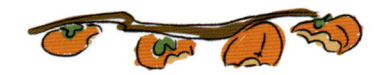

隣の客は　よく柿食う　客だ

カエル　ピョコピョコ　三　ピョコピョコ
　　合わせて　ピョコピョコ　六　ピョコピョコ

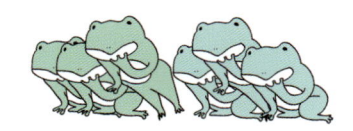